Já a mé ME

Zápas lékařky s chronickým
únavovým syndromem

Dr. K.N. Hng

Překlad: Lenka Goldšmídová

ISBN-13: 978-1983448423

ISBN-10: 1983448427

Facebooková skupina (pacienti, pečovatelé, přátelé)
- Dr Hng's ME/CFS Friends:
https://www.facebook.com/groups/113427572678279/

Facobooková skupina (doktoři) - Prosím, kontaktujte mě v případě zájmu o vstup do skupiny.

Email: RColourMusic@hotmail.com

Hudební knihy: https://www.facebook.com/RColourMusic/

Věnování

Tato kniha je věnována všem, kteří trpí nemocí ME/CFS, nepochopené, zanedbané a zapomenuté skupině pacientů, z nichž mnoho zemřelo za absence potřebné podpory nebo utrpělo další újmu špatnou, škodlivou léčbou.

Toto video na YouTube ukazuje krásné věnování:

https://www.youtube.com/
watch?v=IOflARSgNnE&
feature=youtu.be

Předmluva

Mám příběh, který vám chci vyprávět. Najde se v něm mnoho věcí, které pro mě není vůbec příjemné a snadné prozrazovat, chtěla bych ale vyprávět celý příběh. Tudíž jsem se rozhodla je s vámi sdílet. Doufám, že tímto činem pomůžu učit, informovat a rozšířit povědomí o nemoci. Z mé vlastní zkušenosti jak jako lékařky, tak jako pacienta, vím, že tomuto onemocnění se moc nerozumí. Konec konců není *každý* unavený pořád?

OBSAH

Ne dost dobrá

Byla jsem lékařka. Velmi zaměstnaná, služebně už dost stará mladší doktorka v Národní zdravotní službě (National Health Service). Pak jsem onemocněla myalgickou encefalomyelitidou, také známou jako chronický únavový syndrom.

Zápasila jsem s tím zoufale měsíce, dokonce roky. Neuspěla jsem, selhala jsem ve své povinnosti podávat vysoký pracovní výkon, bylo mi řečeno, že jsem pomalá na klinice, nevykazovala jsem vůdcovské schopnosti, neprosazovala jsem se jako odborný lékař atd. Byla jsem prostě celou dobu tak vyčerpaná, že jsem sotva zvládla dělat minimum. Pila jsem stále více a více a VÍCE kávy, mačkala jsem každou zbývající dávku energie ze svého ubohého unaveného těla.

Za to, že nejsem „dost dobrá" jsem si na sebe

nakládala ještě více věcí. Více pracovních posudků, více hodnocení, více schůzek, větší portfolio aktivit, to vše navíc k obvyklým kurzům, hodnocením o rozsahu 15 set slov, přípravě výukových prezentací, což mi jen přidalo další zátěž.

Tak jsem se ještě víc snažila. Taaak moc. Byla jsem každou noc dlouho vzhůru a pracovala na tom všem, co se po mně chtělo, bojovala přitom se spánkem. Investovala jsem hodiny volného času do učitelských aktivit a na klinice se pohybovala nejvyšší rychlostí. Pracovala jsem neúnavně během úmorných 12,5 hodiny dlouhých denních a nočních služeb, přemáhala jsem vyčerpání.

Zvládla jsem na klinice celkem až devět pacientů předávkovaná kávou a fungovala čistě silou vůle. Zvládla jsem sama obornou lékařskou ordinaci (zdejší odborný lékař náhle onemocněl a bohužel se nikdy nevrátil).

Ale bez ohledu na to, co všechno jsem dělala,

nikdy to nestačilo. Doba zácviku mi byla prodloužena, neboť jsem neukázala, že jsem schopná na sebe vzít velké pracovní zatížení a zodpovědnost samostatného lékaře.

Zoufalý zápas

Během jedné noční směny jsem se prostě nedokázala zvednout v kanceláři ze židle. Celé tělo se mi proměnilo v kus olova ohromné váhy a moje hlava jako by se přilepila ke stolu. Všechno, co jsem byla schopná udělat, bylo zodpovědět pípání pageru a otázky opomenutého mladšího lékaře. S velkou námahou jsem nutila hlavu a ramena se hýbat a operovat s telefonem.

To bylo na pováženou. Bylo to vážné. A tak jsem přijala zoufalá opatření. Jako třeba zaplatit si za hotel, kde jsem se po nočních směnách prostě snažila vyspat a fungovat tak lépe, mé dítě velmi často bylo bez koupele, abych snížila svoji zátěž. Můj šéf mě poslal na hypnoterapii.

V zoufalství jsem se vydala na návštěvu doktora pracovního lékařství. Poprvé jsem byla schopna přiznat, jak jsem se snažila a přesto neuspěla. Fakt, který musel být doteď skryt za mou snahou dokázat, že jsem schopná. Utápěla jsem se v slzách.

~ ~ ~ ~ ~ ~ ~

Při této návštěvě jsem dostala předpis na antidepresiva. A kvůli tomu jsem se musela vyrovnávat s jejich příšernými vedlejšími účinky. Ke všemu ostatnímu jsem trpěla ještě silnou zácpou a spoustu času balancovala na toaletě, cítila jsem se neustále nafouknutá, přibírala jsem na váze a odčerpávala tím svou energii ještě víc. (Vzlyk!)

Směny mi mírně zkrátili, ale neulevilo se mi. Jen to zpomalilo můj pád. Po dlouhém dni na prodloužené směně (12,5 hodiny) bych byla běžně celý následující den úplně dobitá, což jsem považovala za normální. Ale druhý a třetí den jsem se stále cítila úplně stejně, jako bych byla den předtím v pohotovosti.

V tomto období jsem neustále trpěla mírnou bolestí. Všechny svaly jsem měla ztuhlé a každý pohyb bolel, jako bych byla předchozího dne uběhla maraton. Tyto příznaky byly permanentní, nepřetržité, ale ještě se silně zhoršily po směně na pohotovosti. A stále jsem nevěděla, že jsem nemocná.

Čtvrtý a pátý den jsem se cítila jen o drobný stupínek lépe. Stále jsem zápasila s vyčerpáním, bolel mě každý pohyb a snažila jsem se ty pocity překonat. Když přišla na řadu další směna na pohotovosti, stále jsem se ještě z té první nezotavila. Na konci jedné směny jsem musela vypadat příšerně, když kolega, který mě uviděl, zvolal: „Tohle je zničená žena!"

~ ~ ~ ~ ~ ~ ~

Vyžadovalo ode mne nadlidské úsilí ráno vstát. Začala jsem nastavovat budík na dřívější dobu, abych si dala víc času na to se přichystat. Neřídila jsem bezpečně. Nejen, že jsem usínala při jízdě domů z práce, zápasila jsem s tím zůstat vzhůru již při jízdě do práce! 1,5 hodiny dojíždění všechno zhoršilo. „Krátký den" by byl takový, který by trval 12 hodin. Byla jsem stále v obavách, že umřu při dopravní nehodě a zanechám tu své děti jako sirotky.

Když už jsem byla doma, zkolabovala jsem na gauči na půl hodiny či víc. To rozčilovalo mé děti, které se těšily, až mě uvidí, proto jsme se s manželem rozhodli, že bych měla někde zaparkovat a odpočinout si v autě, než se vrátím domů. Zhoršovalo se to dál, až jsem spala na parkovišti u nemocnice, než jsem odjela domů, protože jsem nebyla schopna čelit té cestě.

Po dlouhých směnách, přestože jsem to strašně potřebovala, byla jsem příliš vyčerpaná, abych zvládla sprchu. Převléknout jsem se však musela.

To není deprese!

29. června 2016, šest měsíců po oné osudové noční směně, jsem už tak nemohla dál pokračovat. Nikdy nezapomenu na ten den. Šla jsem ke svému praktickému lékaři, propukla znovu v pláč a křičela: „Necítím se jistě!" Věděla jsem, že pokud bych tak pokračovala, tak bych někoho zabila.

Nekontrolovatelně se znovu rozplakat mi vykoledovalo zase další antidepresiva. Tentokrát mě to přinutilo nejíst a důsledkem toho jsem velmi zeslábla. Když jsem zjistila, co se stalo, zbytek jsem vyhodila. Nemohla jsem si dovolit být ještě nemocnější a stále jsem ještě zápasila s vedlejšími účinky těch antidepresiv minulých!

S prvními antidepresivy jsem vydržela přes dva měsíce, vědoma si toho, že to chce čas, než zaberou. Necítila jsem se v depresi, ale toužila jsem po nějakém vysvětlení, po někom, kdo ví, co dělat, byla jsem ochotná zkusit cokoliv. A měla jsem příšerné zážitky, zatímco jsem bojovala a prohrávala svou bitvu v práci. Dokonce i po vysazení prášků trvalo několik měsíců, než jsem začala být méně nafouklá, a šest měsíců, než jsem měla pocit, že jsem se vrátila zpátky k normálu.

Nikdy jsem se necítila v depresi, dokonce i přes to všechno, čím jsem procházela. Vždycky jsem měla pozitivní pohled na život s tendencí k výkyvům na stranu optimismu. V práci jsem nikdy nepochybovala, že ji přese všechno zvládnu. Dokonce i doma, vleže na pohovce se zavřenýma očima, a přestože jsem byla tak nemocná, jsem byla šťastná. Těšil mě příjemný hluk mých hrajících si dětí a byla jsem tolik ráda, že konečně odpočívám!

Nakonec jsem dostala diagnózu na specializované klinice pro ME. Potvrdili, že nejsem v depresi. Byla jsem důkladně prověřená na depresi, úzkost a spánkovou apnoe a získala jsem téměř nulu ve

všech testech. Specialisté mi řekli: „Jen to, že plá-
čete, neznamená, že máte depresi."

Dopracovala jsem se až ke zhroucení

Předtím, než jsem odešla kvůli nemoci z práce, byl můj život ÚPLNÉ PEKLO. Tak zoufale jsem chtěla zůstat doma a spát, ale neměla jsem žádný „důvod" nechodit do práce, žádná „nemoc", a neexistovalo nic, co by se mnou bylo očividně špatně. Jenom cítit se vyčerpaná nebyl přijatelný důvod. Naopak to byla dohodnutá norma!

Jako doktor pracujete na služby neúprosně a nepravidelně tak, jak přijdou. A k tomu sedět na zkouškách, udržovat si portfolio, navštěvovat kursy, připravovat školicí materiály a věnovat se projektům navíc jako např. audit, zlepšení kvality nebo sepisovat výzkum pro publikaci, vše ve svém vlastním volném čase, jen abyste dokázali, že jste dost kompetentní a zaměstnatelní na konci vašeho zácviku. Mezitím se služby staly více a více mučivými, jak úroveň personálního obsazení nezvládnutelně poklesla kvůli změnám v politice vlády.

Na konci roku 2013 jsem se znovu vrátila do práce po prodloužené nepřítomnosti díky mateřskému a nemocenskému volnu. Bídně jsem propadla. Šéf se mě zeptal „Co se s tebou děje?", ale neměla jsem pro něj žádnou odpověď. Nikdy jsem mu nedala najevo, jak jsem na klinice zápasila s tím zůstat vzhůru, někdy dokonce při hovoru s pacientem. Věřila jsem, že jsem jednoduše „nezpůsobilá" po mé prodloužené nepřítomnosti. Tak jsem se za to styděla, že jsem nebyla schopna se o to tajemství podělit.

To byl počátek zvyšujících se dávek kávy.

Během následujících dvou let se můj výkon a kompetence výrazně zlepšily díky mému ohromnému odhodlání a výdrži. Vynikala jsem v učení, potřebovala jsem jen malý dozor a mé odborné dovednosti se stále zlepšovaly. Dostávala jsem výbornou odezvu od pacientů a bylo mi přiřazeno mnoho kompetencí.

Ale nezářila jsem. Jen vykonávat svou práci mě stálo všechno, co jsem měla. Neměla jsem energii vynikat, ani sílu se vyšplhat na výkonnostní úroveň samostatného lékaře. Byla jsem tak vyčerpaná, že jsem neměla energii se usmívat na lidi.

Nakonec jsem se dopracovala až ke zhroucení. Pracovala jsem do bodu kolapsu, marně jsem se snažila být super ženou, jako se to požaduje po doktorech, kteří se odvážili mít děti. Situace byla extrémně špatná až k neuvěření. Byla jsem přinucena zanedbávat vlastní fyzické potřeby, léčila jsem se sama sedativy pro spaní v nepřirozenou dobu, když jsem byla na noční, a sotva jsem vídala děti.

Smutnou skutečností je, že být doktor v NHS je tak náročné, že jsem vůbec nerozpoznala, že jsem nemocná. Vyčerpání se zdálo normální, protože každý druhý byl unaven také. Místo abych hledala pomoc, cítila jsem se zahanbeně a prostě se usilovněji honila. „Užitečná" hodnocení a doporučení cílená na zlepšení mého výkonu jen přidala k mému zatížení. Moji dohlížitelé si také nebyli schopni všimnout, že jsem nemocná.

Pro nás všechny v NHS je běžný denní úkaz vidět kolegu vyčerpaného. Všichni jsme se tak pravidelně sami cítili a nemohli jsme si dovolit moc podpory, protože všichni jsme nataženi k prasknutí. Neposloucháme svá těla – nemáme takovou možnost. Pokud bychom to dělali, služba by zkolabovala a nedej bože, vláda by pak musela zvýšit výdaje na personální obsazení!

Život s ME/CFS

Jsem většinou uvězněná doma. Moje zásoba energie je minimální a ještě víc se ztenčí, když toho dělám příliš mnoho. Sprchuji se jen každé dva až tři dny. To šetří nějakou energii pro jiné aktivity. Čistím si zuby jen jednou za den. Za tu dobu, co obleču děti, provedu něco úklidu nebo udělám ráno nějakou práci na počítači, jsem už vyčerpaná. Manžel mi koupil elektrický kartáček – čištění zubů je totiž těžká práce. Musím si zdřímnout a strávit v posteli každý den dvě hodiny nebo déle. Čtyři hodiny nejsou neobvyklé.

Vlasy si myju jen, když jsou skutečně nechutné, někdy mi je myje můj manžel. Nejsem schopná koupat děti – nemám energii. Před rokem, když jsem poprvé nechodila do práce, jsem mívala snahu to dělat. Potom během mého prvního terapeutického sezení na speciální klinice jsem pochopila, že si musím vybrat mezi tím, jestli budu koupat děti nebo se sama sprchovat. Toto zjištění znovu přineslo bolestivé slzy. Život byl prostě taková prohrávaná bitva!

Pohybuji se pomalu, někdy VELMI pomalu. Jsem celá ztuhlá a bolavá. Podle všeho je to proto, že mé svaly nemají molekuly ATP k odstranění kyseliny mléčné vytvořené dokonce i při minimální aktivitě, kterou dělám. Pokud onemocním, ještě se mi za-dřou klouby, takže dokonce zvednout svou váhu se stane těžkým mučením, všechno je na mně tuhé jak kus dřeva. Když mě ztuhlost a těžkost přemůže, plazím se po podlaze krok po dalším bolestivém kroku.

Únava je absolutně vysilující. Je to víc než jen cítit nedostatek síly. Je to všepohlcující pocit těla, hlava a končetiny se proměni v olovo a nesou váhu kamene. Když mě to zachvátí, je boj jen pohnout prstem nebo mluvit. Takže nemůžete zavolat nebo napsat příteli. Trpíte o samotě.

Jindy se jednoduše cítím vyčerpaná už poté, co jsem provozovala pouze hodinu nebo méně velmi lehké aktivity. Všechny svaly mě bolí a pohlcuje mě nepřekonatelná potřeba si lehnout a zavřít oči. Mnohokrát jsem usnula a nechala jsem děti, ať si dělají, co chtějí.

~ ~ ~ ~ ~ ~ ~

Po mých denních zdřímnutích se vzbudím paralyzována, zaseknutá v podsvětí mezi slabosti a spánkem, úplně neschopná pohybu. Oči pořád zavřené a tělo zůstává nehybné. Jsem mentálně ponořená deset stop pod vodou – moje vlastní Nizozemsko.

Pod deset stop dolů je voda naprosto kalná a neproniknutelná. Jsem ospalá. Již od deseti stop se objevuje matné povědomí o okolním světě. Zde spočívám, blízko dna, někdy se potápím znovu zpátky do zapomnění.

Velmi pomalu se vynořuji z hlubin. Jak se probouzím, stále více si všímám zvuků a kde jsem, ale dokud nedosáhnu mělkých oblastí, složitější myšlenky neproniknou a já zůstávám úplně paralyzována, tělo mi připadá jako mrtvá váha.

Mezitím mi srdce začne nepříjemně tlouct. Je to, jako by bylo motorem, který pohání proces vstávání, protože se to stává vždy. To mi zůstane po dlouhou dobu, často i potom, co už jsem venku z postele. Když myšlenky přeci jen proniknou, většinou si přeju, aby nárazy srdečního tepu přestaly.

Jakmile dosáhnu povrchu, můžu konečně otevřít oči a řádně zpracovávat senzorické vjemy z vnějšího světa. Nemohu vám říci, jak dlouho bývám v podsvětí zaseknutá – nejsem schopná se podívat na hodinky, dokud z toho nejsem venku.

Jakmile se má mysl dostane z Nizozemska, musím čekat, až se z mého těla zvedne tíha kamení.

Možná jsem schopná se otočit v posteli, ale trvá ještě další hodinu, než mohu vstát z postele, a po další hodinu nebo dvě nemůžu dělat víc, než sedět na židli a bojovat s tím pohnout byť jen rukou. Pokud se pokusím vstát příliš brzo, zjistím, jak těžké pořád mé tělo je, a spadnu znovu do postele.

~ ~ ~ ~ ~ ~ ~

Odborná klinika tomu říká Pomalý start. Další příznaky jsou náhlé okamžiky blízké mdlobám vestoje, ventrikulární ektopie (typ palpitací, které se dají zachytit na pásek), časté bolesti v krku s bolestivými lymfatickými žlázami a mnohé další infekce. Také dostávám fascikulace – kdy malý kus svalu se náhodně rozhodne žít vlastní život a udělá malý taneček. To trvá minuty nebo se stává opakovaně, což je extrémně rušivé.

Když jsem unavená, vyvinou se u mě potíže najít slova. Slova zaměňuji za významově související (nebo ne!). Včera „sklo" se stalo „papírem".

Není to proto, že neznám správná slova. Znám a ve vteřině je najdu, když se zastavím a soustředím, ale během řeči nepřicházejí dost rychle a jejich místo zaberou jiná. Tento normálně automatický proces se stává těžkou prací, jelikož můj mozek tehdy ustane v aktivitě, jako když se mé mozkové funkce zastaví, jestliže je nedostatečně zásoben energií. Včera jsem se spokojila se slovem „okno". „Sklo" by mě napadlo, kdybych se víc snažila, ale „okno" udělalo svou práci.

Někteří pacienti popisují silnou intoleranci světla a zvuku. Nemám ráda světlá okna, když jsem unavená, a připadá mi nemožné se soustředit na práci, pokud někdo mluví, dívá se na video nebo poslouchá v pokoji hudbu. Kognitivní zátěž je pak jednoduše příliš obrovská. Zvuk vyžaduje tak velký díl dostupné síly mozku, doslova mě to opotřebovává!

Psaní na počítači mi přináší své specifické problémy, i když nejsem unavená. Jelikož píšu všema deseti, slova se tvoří tak, jak je vymýšlím. Ale jak píšu, vypadávají mi slova, aniž bych si toho byla vědoma, dokud se nevrátím zpátky a nepřečtu, co jsem napsala. Také se znova objevuje záměna slov, což si vůbec neuvědomuji. Jednou se „levý horní" změnilo na „pravý horní". Nejen, že mi mozek nahradil slovo za něco jiného ve stejné kategorii, ale změnil také příkazy do mých rukou, takže se provedlo zapsání špatného, mně naprosto neznámého slova! Jak si můžu myslet „levý", napsat „pravý" a pořád si myslet, že jsem napsala „levý"?!

Můj manžel na tuto otázku ten večer našel odpověď: Řekl: „Protože to neděláš na pravém (psacím) stroji ale na levém, co vynechává pismenka."

„Cože?" ptala jsem se nechápavě.

Potom už jsem o tom víc nepřemýšlela a uložila jsem se ke spánku – Byla jsem vyčerpaná. O deset vteřin později jsem se zachichotala. Mozek pokračoval ve zpracování vtipu a nakonec ho pochopil – rychlostí ME/CFS!

Poznámka překl.: V originále: "Because you're not doing it with a typewriter, but a type lefter." Slovní hříčka, část slova psací stroj „typewriter" se v angličtině zvukově podobá slovu pravý „right", takže opak pravého psacího stroje je „type lefter", tedy levý psací stroj. Slovo „left", levý zase znamená vynechal a slovo „type" písmeno. A až se dosmějete, tak si to zkuste přeložit líp.

Bohužel související slova mají často opačný význam. Představte si, že zkoušíte napsat a vydat knihu!

Čtení je opravdový boj. Mohu číst letáky a jako tak zvládnu jednotlivé články, pokud nejsou příliš dlouhé, ale vůbec nemohu číst knihy, dokonce ani ty středního stupně pro děti. Na začátku jsem se pokoušela číst průvodce od specialisty na ME/CFS

Dr. Sarah Myhill, ale nikdy jsem se nedostala za první dvě kapitoly dokonce ani po malých částech. Čtení vyžaduje hodně koncentrace. Když jsem vydržela celou jednu kapitolu románu, můj stav se velmi zhoršil, na celé dny.

~ ~ ~ ~ ~ ~ ~

Když byla moje předškolačka odkázána na Clumsy Children's Clinic (kliniku pro děti s problémy s pohybem) pro neobvyklý počet pádů a modřin, chtěla jsem vidět, jestli se jí chůze pata špička zlepšila od jejího prvního pokusu v doktorově ordinaci. Vstala jsem, abych jí ukázala, co dělat – šokovalo mě zjištění, že jsem byla dokonce ještě nestabilnější než ona, úplně neschopná chodit! S pocitem vyčerpání jsem zjistila, že ta má chůze v širokém rozchodu není prostě od všeobecné slabosti a ztuhlosti, ale kvůli neurologickým následkům onemocnění.

~ ~ ~ ~ ~ ~ ~

Reaguji nepředvídatelně na obyčejné stresy. Emoční či psychologická zátěž jakéhokoliv druhu mě doslova promění v trosku. Křik na děti, telefonní hovor do pojišťovny, nutnost za něčím spěchat a dokonce bilancování mých příšerných zápasů mi oslabuje tělo a rozechvívá ho, až se odpočinek v posteli stává nutným záchranným prostředkem.

Tato reakce je zarážející. Protože „aktivita" se v myslích většiny lidí vztahuje pouze k fyzičce. Avšak pro ME/CFS se musí brát v úvahu všechny aktivity – fyzické, duševní, společenské, emoční, psychologické. Zásoba energie musí být tudíž pro ně k dispozici, nebo se vyčerpá. Trpící se učí vyhýbat lidem a situacím, které jim vysávají energii. Klinika mi poskytla vysvětlení, které dávalo smysl. Všechny stresové hormony jako kortizol a adrenalin a z toho vyplývající zvýšení rychlosti metabolismu spotřebovávají hodně energie. To nehraje roli, pokud je člověk zdravý a vzbudí se každý den se 100 čipsy energie, ale má podstatný vliv, když se člověk vzbudí pouze s pěti!

Spolupacientka mi nabídla alternativní pohled: „Silné emoce jsou druhem smyslového přetížení", řekla mi. Tak jako mě opotřebovávají zvuky a silně osvětlená místnost mi nedá odpočinout, zpracování silných emocí spotřebovává příliš mnoho mozkových sil.

~ ~ ~ ~ ~ ~ ~

Energetické čipsy – to je způsob, jakým uvažuji o tomto problému. Normální člověk se vzbudí ráno se 100 čipsy, pokud měl velmi dobrou noc. Většinu dní se vzbudí s dejme tomu 95 čipsy nebo 90, když měl velmi rušný týden. Dokonce pokud byl nemocný nebo popíjel do tří do rána, nepropadne se pod 70 čipsů.

Já se vzbudím s pouhými 5 nebo 6 čipsy. S tímto se musím dostat přes celý den. Pokud si dám sprchu, spotřebuji 1 čips. Mytí vlasů to zdvojnásobí.

Pokud prožiji nějaké emoční nebo psychické napětí, je utracen další čips nebo dva. Vyplnění padesátistránkového formuláře pro sociální dávky spotřebuje 4 čipsy!

Nikdy nevím jistě, jak mi bude z jednoho dne na druhý. Není možné nic plánovat. Pokud jsem vykonala příliš, vzbudím se s pouhými 2 nebo 3 čipsy. Ve dnech jako tento jsem nucena strávit mnoho hodin v posteli. Pokud mám kolapsový stav, musím vystačit s pouhým JEDNÍM mizerným čipsem!

Jak špatně to může dopadnout?

Jakmile jsem dostala volno z práce kvůli nemoci, musela jsem si nechat zkontrolovat testy a štítnou žlázu, krevní obraz, úroveň vitamínů a železa, zánětlivé markery a funkci jater a ledvin, společně s testem na Epstein Barr Virus. Takže ignorujíc touhu po spánku jsem jela na odběry, seděla jsem se zavřenýma očima v čekárně. Tehdy jsem nevěděla, co vím dnes. Cítila jsem se nepřirozeně unavená, ale brala jsem to jako součást mojí pravděpodobné diagnózy – ME/CFS, nevěděla jsem, jak škodlivé bylo se přemáhat, když jsem potřebovala odpočinek. Nevěděla jsem nic o tom, jak mě řízení vyčerpá, jelikož jsem řídila do práce a z ní až do doby naposled před dvěma dny.

Ten den se mi udělalo tak zle, že jsem nedokázala vstát z postele. Abych se dostala na toaletu, musela jsem se opírat o zeď, dveře a židli a kolena se mi třásla, jak byla tak slabá. Vestoje se mi motala hlava.

Vyděsilo mě to. Obávala jsem se, že by to mohl být Guillain Barre Syndrom (dřívější mnohočetné závažné a systém ochromující bolesti v krku) nebo Myasthenia Gravis (unavitelnost).

Doktor mě vyšetřil, otestoval sílu svalů. Úsilí zatnout pro něj svaly mě roztřáslo, dokonce i vleže na posteli jsem byla stejně slabá. Zůstala jsem dva dny upoutána na lůžko.

~~~~~~~

Tehdy se mi stalo několik kolapsů za sebou. Zdálo se, že můj život zůstane v tomto kruhu vážně ochromený a trvalo celých následujících 6 týdnů získat zpět alespoň trochu síly. Pokoušela jsem se pak vypěstovat si zpět sílu chůzí na procházku okolo mého malého uzavřeného prostoru, jen abych se rychle zhroutila znova. Každé zhroucení znamenalo drtivé zklamání, což zhoršovala skutečnost, že jsem nemohla vědět, co mohu čekat. Myslela jsem, že mi bude lépe za dva nebo tři dny, ale shledala jsem i po dvou týdnech, že jsem stále stejně tak nemocná.

Časem jsem se naučila, jak vážně musím omezit své aktivity, abych si udržela stabilní základ. Také jsem se naučila, kolik energie spotřebovávají nefyzické věci. Studené počasí, mít návštěvy a děti uvolněné ze školy si také vyberou svou daň. Emoční a duševní napětí bylo nutné se naučit ovládat.

Naučila jsem se lépe si rozumět a interpretovat, jak se cítím. Zatímco na začátku bych si byla pomyslela „dnes se cítím líná" a pokračovala v tom trávit den děláním něčeho sedavého, nyní vím, že to znamená, že jsem udělala příliš mnoho a potřebuji úplný odpočinek, dokud se nebudu cítit lépe, nebo budu trpět celkovým zhroucením. To znamená vyhýbat se dokonce duševní námaze. A to nezaručuje, že se nezhroutím.

Je to velice nezvyklé uvažování pro někoho, kdo nikdy předtím neměl dovoleno „cítit se líný".

~~~~~~~

Když jsem se naposledy zhroutila, prožila jsem pět dní bez sprchy. Vstala jsem z postele pouze na jídlo a na toaletu. Dostat se do kuchyně byl úkol jako hrom. Každý krok a klopýtnutí byl boj, všechno bolelo a cítila jsem se na sto let. Ve dne v noci jsem byla v posteli sama. To se tak sešlo, že všichni odjeli na týden k příbuzným manžela. Byla jsem za to ráda, protože jsem nechtěla, aby mě děti viděly v tak příšerném stavu.

Po tolika cyklech zhroucení a bolestivě pomalém zotavování to bylo tak nervy drásající, když se to dělo zas a znova, ač jsem byla tak opatrná s úrovní svých aktivit. Cítila jsem, že nad tím nemám kontrolu. Bála jsem se, že se to nikdy nezlepší, že chřadnu a umřu. Bála jsem se, že už nikdy nebudu zase chytrý doktor, který pomáhá lidem. Všechno, co jsem už nemohla zažít s dětmi, mi lámalo srdce, a oplakávala jsem všechny potenciální ztráty, kdybych měla umřít.

Po pěti dnech se mi konečně podařilo vysprchovat a umýt si vlasy, musela jsem to udělat v sedě na podlaze a šamponovat vlasy dvakrát, v takovém byly totiž stavu. Poté jsem byla tak vyčerpaná, že jsem musela ležet dvě hodiny v posteli, zoufale jsem se snažila neusnout, než jsem sebrala sílu vyčistit si zuby. Potom už jsem s tím nemohla dál bojovat. Spánek mě přemohl – nemohla jsem si vyčistit zuby.

Naštěstí ke konci týdne se to trochu zlepšilo, mohla jsem se hýbat jako osmdesátiletá místo stoleté – velmi pomalu, ale dalo se to zvládnout, pokud jsem se přidržovala sloupů, zdí a nábytku. Aleluja! Ulevilo se mi, že se mé děti nemusely zděsit, až mě uvidí.

Mé oddávání se spánku

Doktor mi jednou řekl, že „neosvěžující spánek" je charakteristický znak ME/CFS. Kvůli tomu, že v tom žiju, věřím, že to není proto, že by spánek nebyl osvěžující, ale trpící spíše potřebují tolik spánku, že prostě ho nedostanou dost, aby se cítili osvěžení.

Na začátku jsem trpěla něčím, co muselo znít doktorovi jako „neosvěžující spánek". Ráno jsem se probudila a cítila se dobitá, svaly křičely a mozek protestoval. Přesně tak jsem se cítila, když jsem šla večer do postele. Bylo to, jako by se noční spánek vůbec nekonal, i když proběhl. Doktoři, kteří se zabývají pacienty s ME/CFS, musí opakovaně slýchat: „Cítím se, jako bych vůbec nespal".

Po několika měsících jsem se začala cítit, jako bych přece spala. Stále jsem se znova unavila velice rychle, ale na krátkou dobu po spánku jsem se vskutku cítila lépe. Moje teorie o tom je následující:

Trpící ME/CFS mají značný nedostatek spánku a potřebují toho hodně naspat dříve, než se spánek stane osvěžujícím.

Vezměte si to takhle: pokud potřebujete 200 hodin spánku, osm nebo deset hodin vám neudělá ani o trochu lépe. Jediné řešení je spát a spát o trochu víc, dokud to nedohoníte.

Po nočním spánku se pokryje právě jen váš normální denní požadavek za běžných okolností, což může být šest nebo sedm hodin, ale také až devět. To znamená, že jste si možná tak naspořili jednu hodinu k vašemu obrovskému dluhu 209 hodin. Proto potřebujete zdřímnutí přes den a velmi dlouhé noci.

Já to uvádím jako alternativní pohled na „neosvěžující spánek". Myslím, že je to důležité, protože přemýšlení o tom v tomto smyslu podpoří správné počínání – prospěte svoji cestu k uzdravení, neberte to pouze jako nevyhnutelný rys onemocnění. Možná raději než „neosvěžující spánek" by to mělo být nazváno „relativně nedostatečný spánek"!

Nepřekvapilo by mě, pokud by se případně ukázalo, že chronicky závažná spánková deprivace by mohla být zásadním rizikovým faktorem pro vznik ME/CFS, jako ta zažívaná pracovníky ve zdravotnictví a na směny. Podle mého názoru, pokud se cítíte ospalí, máte spát, bez ohledu na denní dobu, protože se nemůžete zotavit, dokud nesplatíte váš spánkový dluh.

Mnoho trpících ME/CFS je rovněž postiženo nespavostí nebo špatnou kvalitou spánku a možná proto potřebuje specifickou pomoc. Avšak, co se zdá být špatnou kvalitou spánku, může ve skutečnosti být nedostatečným spánkem.

Když je maminka nemocná

Má malá holčička byla se mnou celý den uvězněna v domě. Už musela sledovat DVD, zatímco jsem dřímala. Myslí si, že je to odměna, ale nyní umírá touhou jít ven a hrát si se svým kolem.

Jsem v Pomalém začátku. Chci jen ležet na gauči. Všechno je tak těžké, vyžaduje tolik snahy se hýbat. Myšlenka balancování na židli, kterou můj manžel koupil k tomuto účelu, mi způsobí, že si tím víc chci lehnout!

Ale miluju své dítě. Takže popadnu nějaké polštáře a deky a sednu si na obrubník opřená o zeď sousedovy zahrady.

Vypadám nezdravě. Řasy se mi zvedají. Když sousedé vyjdou z domu, já nezajdu na pokec. Nemám sílu, takže zůstanu sedět na zadku.

Ale má dcera je šťastná. Přibližuje a vzdaluje se nahoru a dolů ulicí, její malé nožičky jsou jako paličky. Vystoupá nahoru po strmé příjezdové cestě k sousedům a slétne zpátky dolů na svém kole přímo přes ulici na protější chodník. Je nadšená, když mi může ukázat, jak rychle umí jezdit, a já jsem vzrušená, že jsem měla možnost to vidět.

~~~~~~~

Další den a já nemám dokonce ani sílu sedět opřená o zeď. Ležím položená na matraci na své příjezdové cestě usazena mezi polštáři a s hadrem přes obličej. Snažím se vzhlédnout každou chvilku, abych zkontrolovala, že moje holčička je v pořádku. Naštěstí tráví hodně času ježděním v malých kroužcích okolo mě. Svah na naší příjezdové cestě je pro ni také zábava. Předstírám, že si budou sousedi myslet, že se opaluji, ačkoliv nikdo to nedělá na vjezdu před svým domem.

~ ~ ~ ~ ~ ~ ~

Někdy, když jsme spolu, má malá holčička mi řekne, „Maminko, můžeš teď jít a odpočívat. Já chci video".

Když jsem jí nabídla, že ji při jedné zvláštní příležitosti vykoupu, zeptala se: „Je ti dost dobře mami?"

~ ~ ~ ~ ~ ~ ~

Dnes se cítím výjimečně dobře. Beru děti do parku. Je to letos jen podruhé a to je září. Naposledy nás tam vzal před několika měsíci můj manžel.

Dělem byly dány VELMI PŘÍSNÉ pokyny, aby to mamince neztěžovaly, když je čas jít domů. Chápou, že když je maminka musí zvedat do auta, nebudeme sem moci už znovu, a když maminka musí telefonovat tatínkovi pro pomoc, nebude žádné kuře k večeři. Souhlasí s čímkoliv pro tu možnost být venku.

~ ~ ~ ~ ~ ~ ~

Jedeme autem, i když park je hned za naším domem. Já strávím celou dobu vsedě na lavičce ohnutá přes obří dřevěný piknikový stolek.

Moje malá holčička se snaží dostat na houpačku, ale je až nad její hlavou. Její sedmiletý bratr se snaží ji zvednout, ale nezvládne to. Já se dívám a přeju si, aby ji zvedl nejbližší rodič. Ona ne.

Odběhnou a hrají si na roztočeném kolotoči, potom zkusí znovu houpačku. Tentokrát se jim to podaří. Můj syn dostane kopanec do obličeje pokaždé, když se houpačka vrátí k němu, ale dělá, co umí, aby pohoupal svoji sestru. Protože tam nejsem, abych na ně dohlédla, moje malá holčička dostane na seskoku úder do obličeje, když odchází z houpačky. Dívám se, jak naříká bolestí.

Dá se dohromady a odběhne si zase hrát. Šplhá na strom. Prochází se po prkně a mluví na skupinu cizích lidí. Po chvilce posílám jejího bratra, aby zkontroloval, jestli je v pořádku. V tu chvíli na něj ona volá. Cizí lidé odešli a ona možná zjistila, že je sama.

Dívám se, jak běží spolu k lanovce v dálce, její malá hlavička dočasně zmizí za umělým kopcem. Nevím, jak se na něj dostala. Možná je to právě dobře.

Moje malá holčička si bere jídlo od cizích lidí. Z místa, kde sedím, vidím, že je to jiný rodič. Můj syn si vysportuje znepokojivou modřinu na levé tváři, která se v průběhu večera zvětší na velikost jeden a půl palce. Říkám mu, že byl velmi statečný a jak jsem na něj pyšná, že se postaral o sestru. Když je čas jít domů, je jejich chování příkladné.

~ ~ ~ ~ ~ ~ ~

Hodně věcí se přihodí rychle za sebou a nyní mě trápí zhoršení. Nepředpokládá se, že opustím dům, i když by to bylo jen na procházku kolem mého malého uzavřeného prostoru, častěji než jednou týdně. Obvykle mnohem méně. Musím teď odpočívat a doufám, že se nezhroutím. Není pravděpodobné, že se tento rok dostanu znova do parku.

Moje rodina

Takové zničující onemocnění ovlivní KAŽDÉHO kolem vás. Od úzkosti k lítosti, od zlosti k pochopení, od přístupů a priorit po psychologické a finanční záležitosti, změny jsou obrovské. Přátelé se vytratí, noví přátelé najdou. Svět se Vám smrskne. Poté se zase rozroste do různých směrů.

Vaše širší rodina se musí semknout dohromady. Vaši kolegové musí zaplnit mezeru, kterou jste zanechali, a Vaši přátelé si musí zvyknout na Vaše nové „já". Některé lidi je třeba z Vašeho života vyloučit úplně!

S ME/CFS nemáte jinou volbu. Pokud Vám osoba tak odčerpává energii, že prostě jen být s ní v aktivním kontaktu po telefonu, nikdy nevědět, kdy může přijít zpráva, způsobuje, že se Vám tělo změní v rosol a Vaše kolena v kaši a upoutá Vás to k lůžku na celý den, není jiná možnost, než odstranit tuto osobu z Vašeho života.

Pokud máte štěstí, lidé jednají s láskou k Vašim dětem.   Ale nedůvěra a odmítnutí jsou běžné. Naše nemoc se neukazuje navenek a naše nemohoucnost je neviditelná.

Možná se jednoho dne stane širší příběh předmětem jiné knihy.   Pro tuto chvíli je zde pár fotografií těch, co jsou mi drazí, lidí nejvíce ovlivněných mým onemocněním.

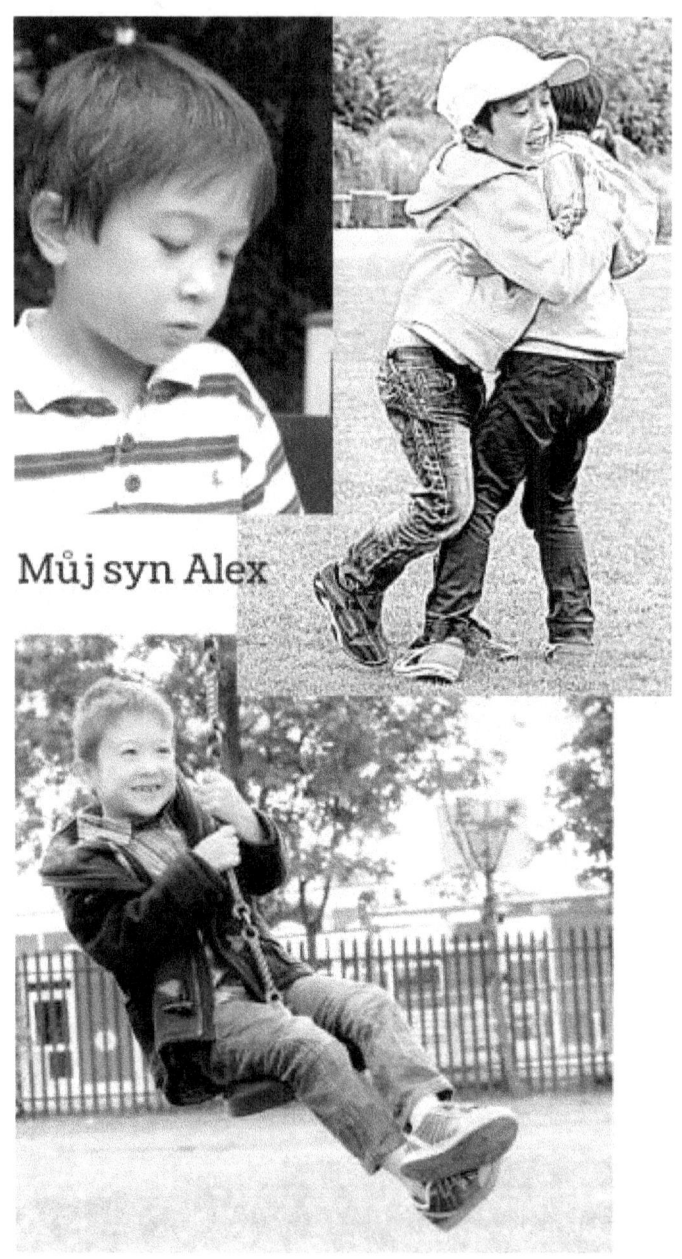

Můj syn Alex

Alex
a
já

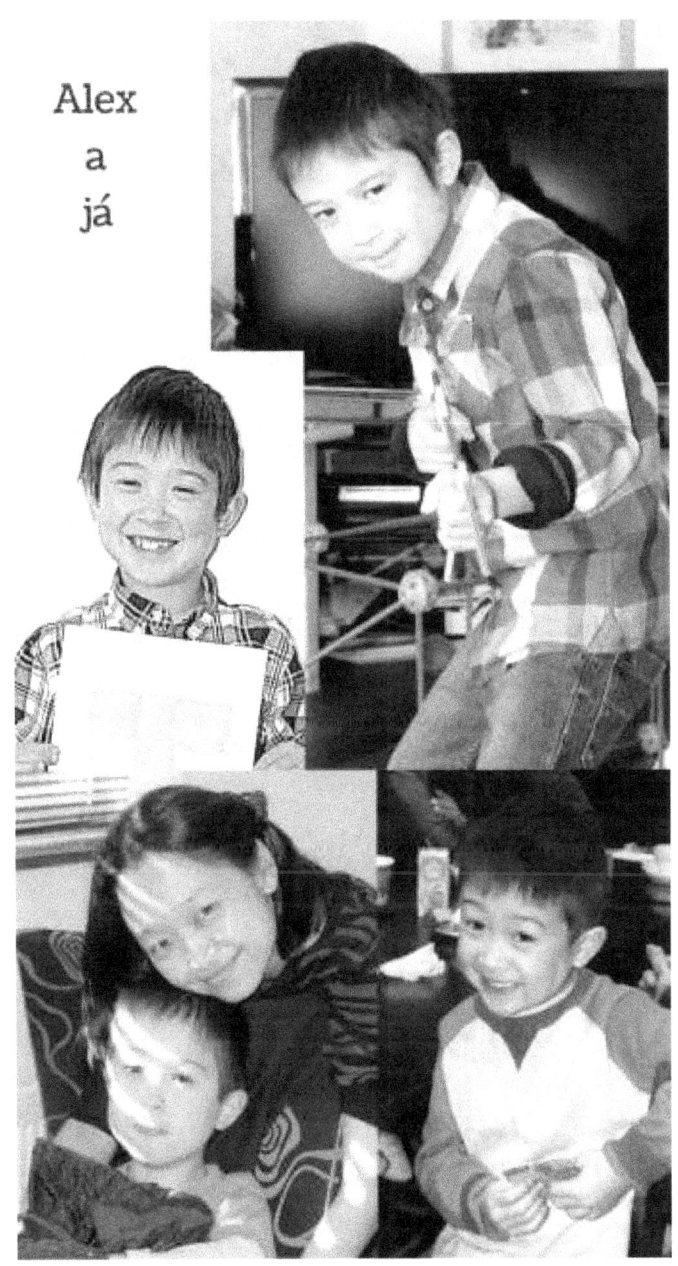

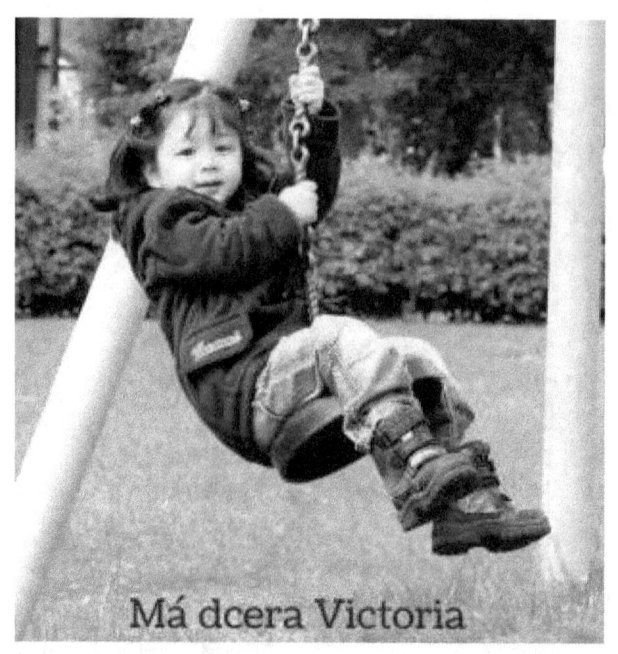

Má dcera Victoria

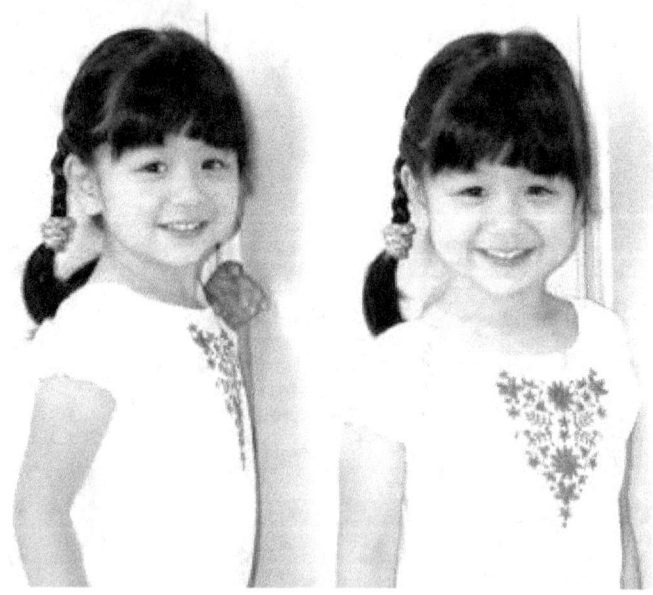

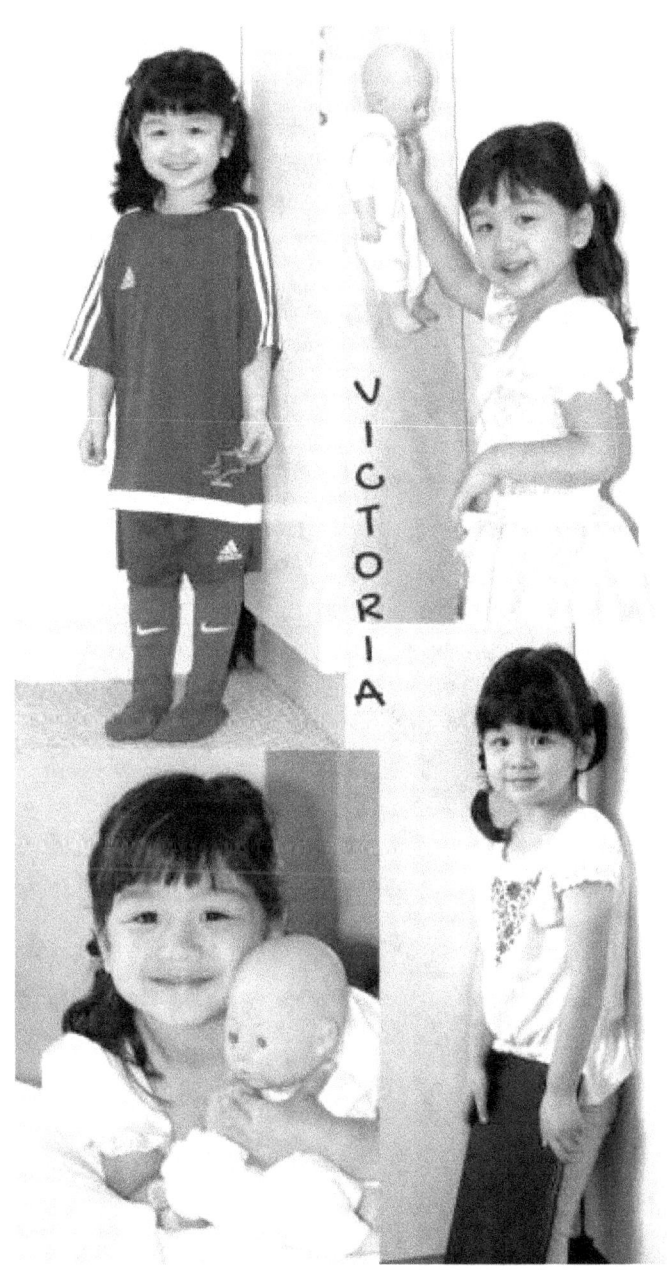

VICTORIA

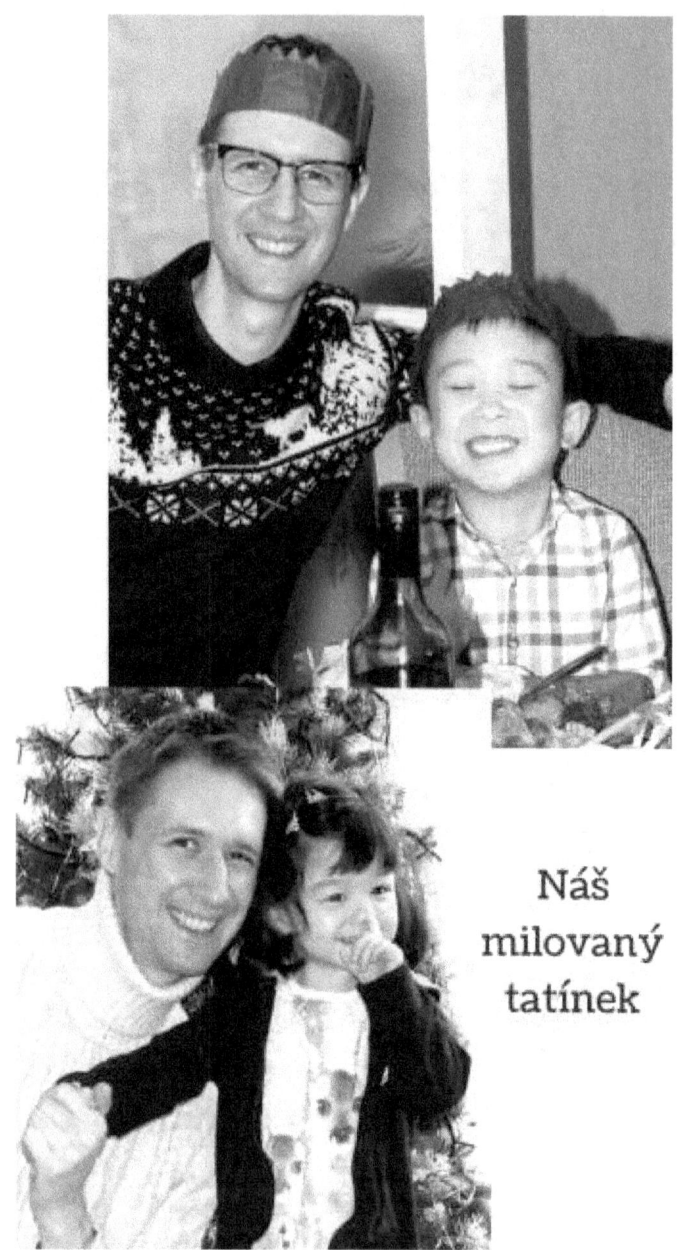

Náš
milovaný
tatínek

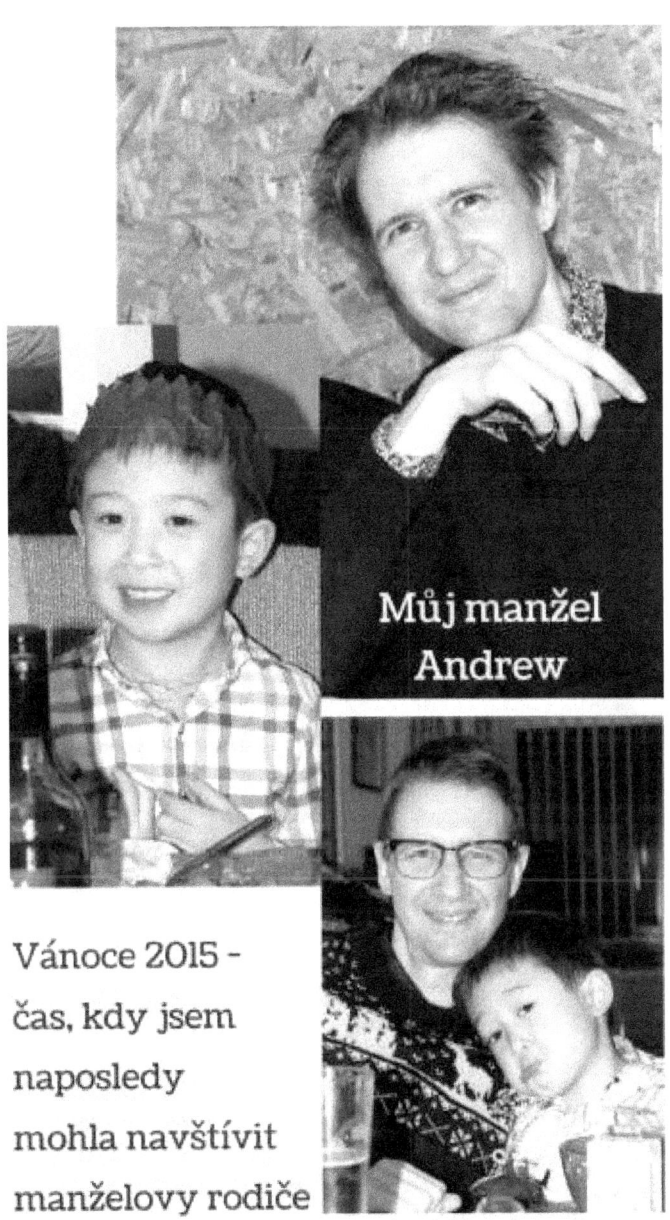

Můj manžel
Andrew

Vánoce 2015 –
čas, kdy jsem
naposledy
mohla navštívit
manželovy rodiče

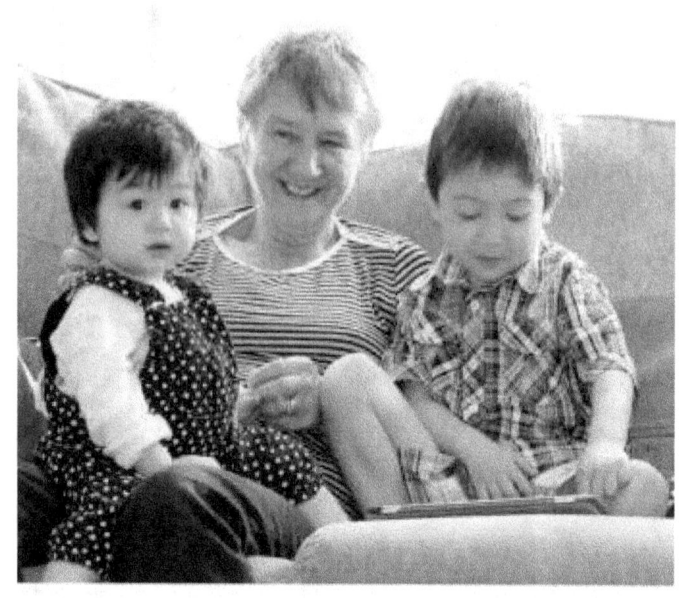

Babička

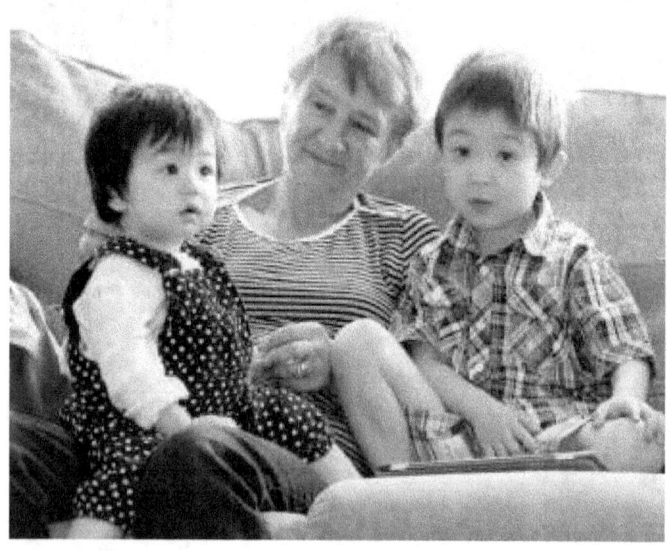

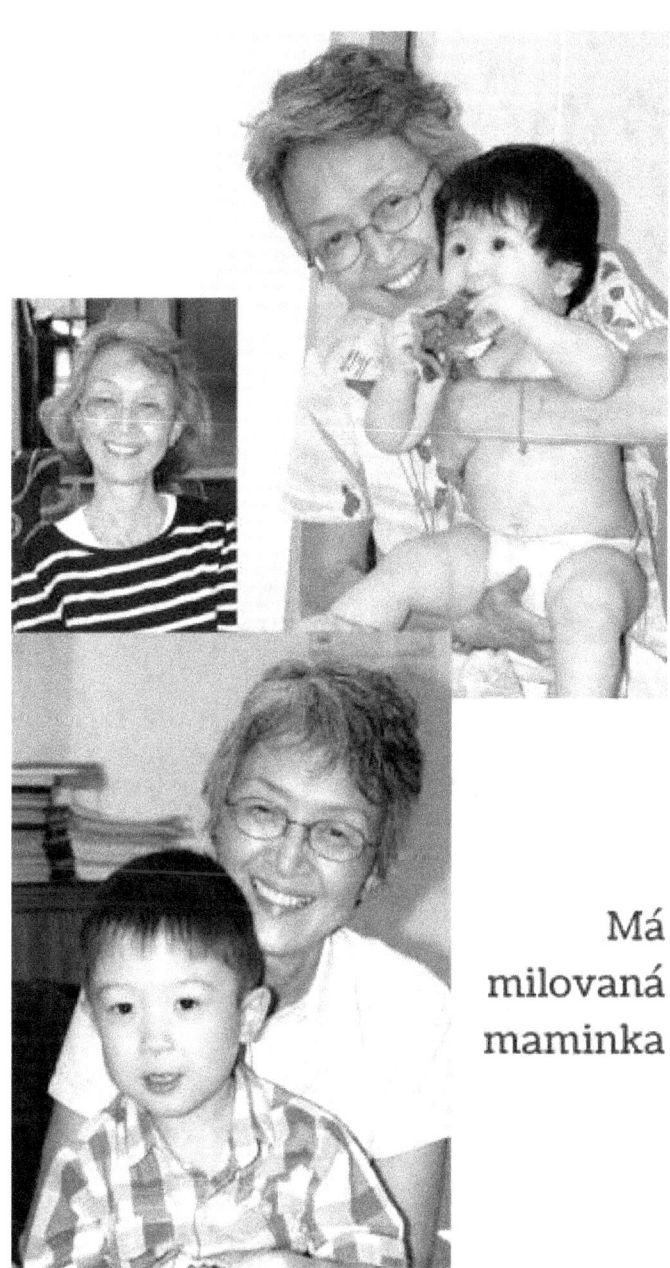

Má
milovaná
maminka

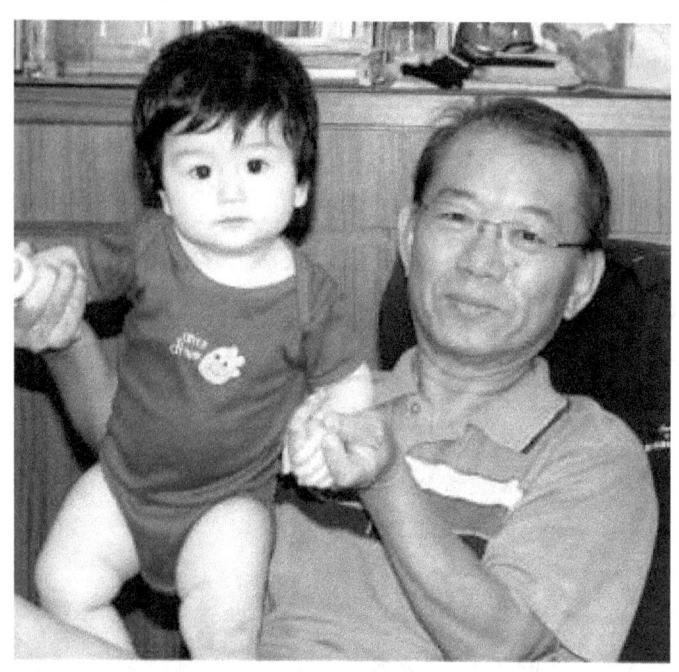

Můj drahý tatínek

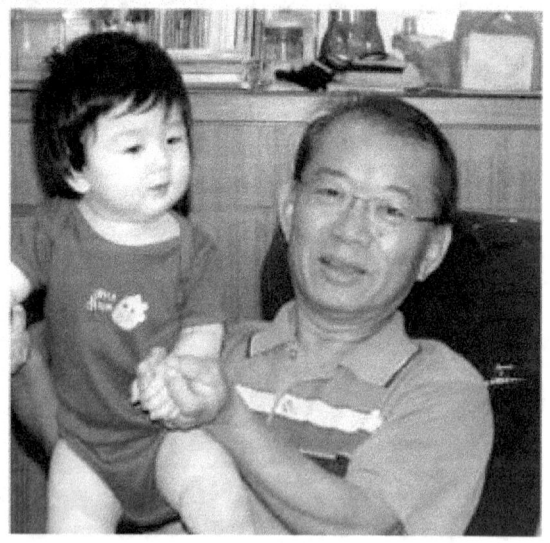

Naposledy
viděl
Victorii v
roce 2015,
naposledy
viděl
Alexe v
srpnu 2013.
Nyní je
říjen 2017.

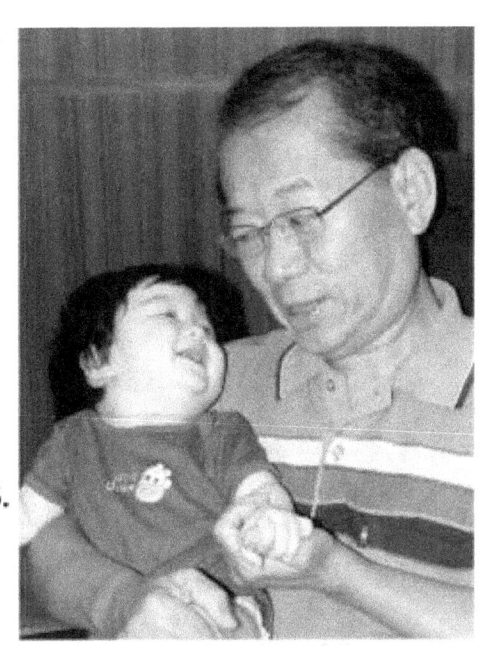

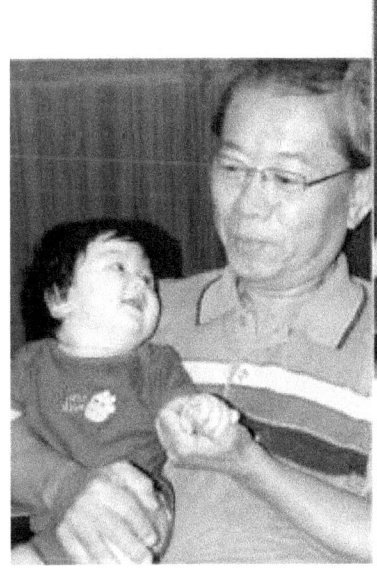

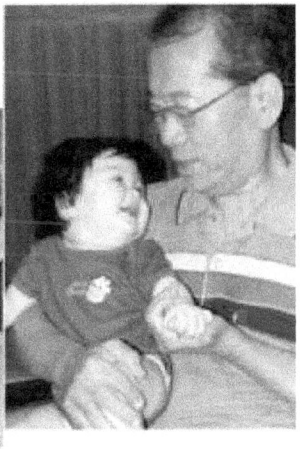

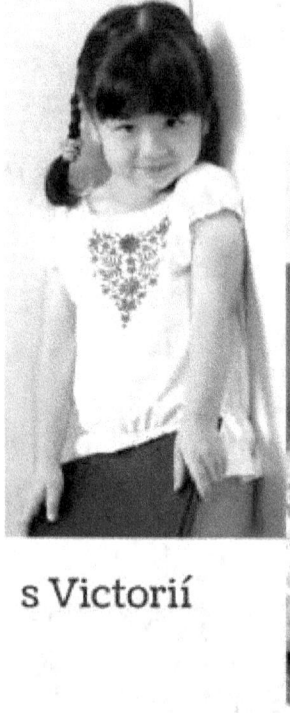

Sousedka
Marion

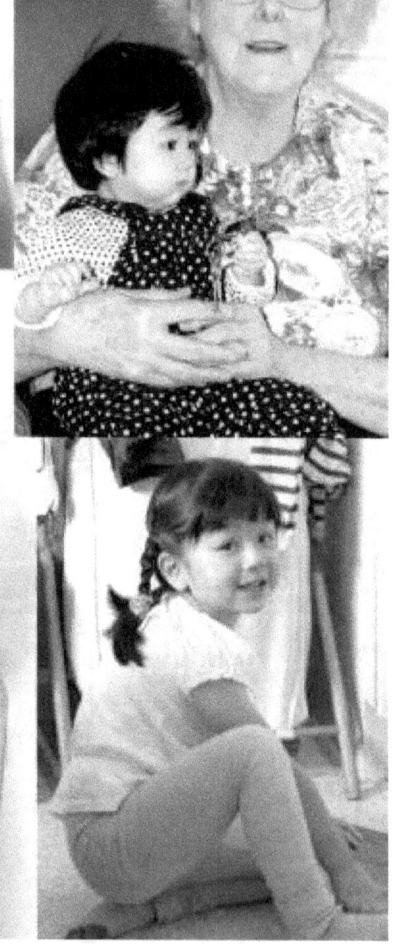

s Victorií

Můj tchán

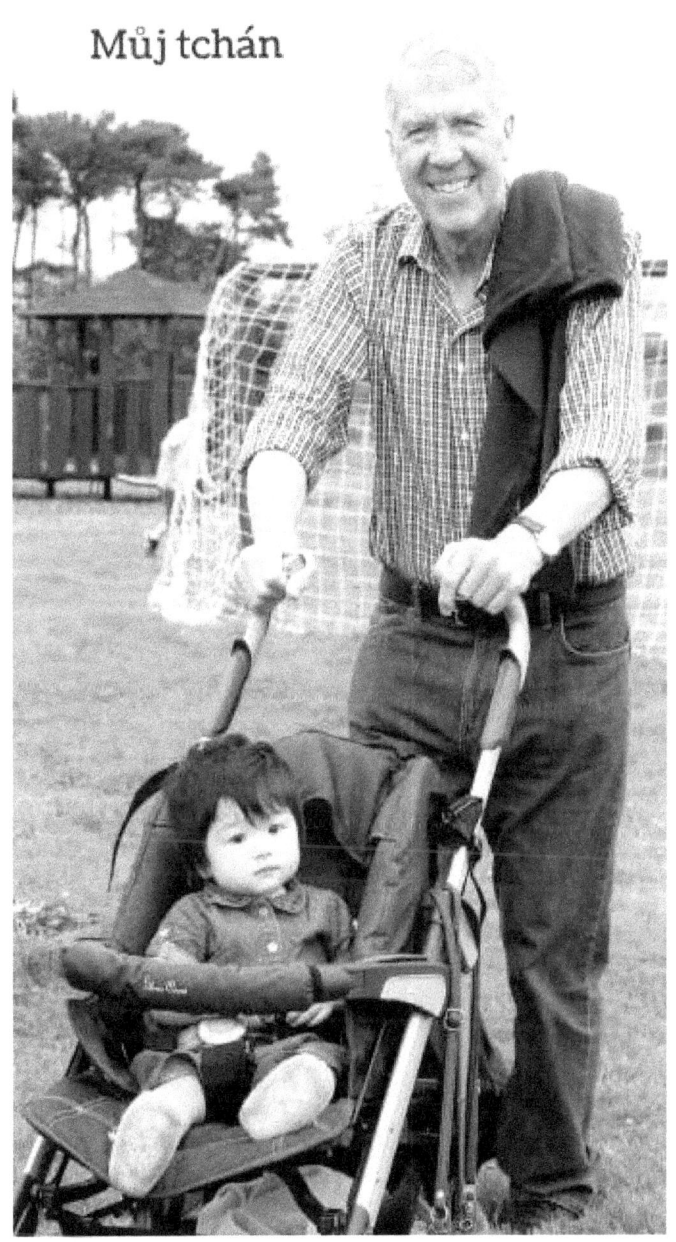

Neviditelná

Když už mě sousedé nevídali chodit na procházky naší ulicí, předpokládali, že jsem se už vrátila do práce. Ve skutečnosti jsem se zhroutila a byla jsem uložená v posteli. V práci, i když jsem se cítila strašně, jsem vypadala tak normálně, že žádný z tuctu lékařů, se kterými jsem pracovala, vůbec neuvažoval, že bych mohla být nemocná.

Nikdo nás nevidí, když jsme v nejhorším. Když je nám lépe a děláme tu trochu věcí, co můžeme, ať je to pár domácích prací nebo nějaký nákup, vypadáme zdraví a nikdo nemá vůbec tušení o vyčerpání, které potom následuje, nebo o hodinách trávených v posteli mezi tím. Minulý týden jsem doprovázela svého syna do dílny Malých harfistů v Royal Northern College of Music (Královská severní hudební univerzita). Můj manžel řídil a kromě posledních 20 minut, kdy jsem sledovala vystoupení svého syna s ostatními dětmi, jsem strávila dopoledne spaním na lavičce. I tak, po návratu domů, jsem musela strávit celé odpoledne v posteli a vůbec jsem si celý den nečistila zuby. Také jsem vynechala potřetí za sebou sprchu.

Když máme návštěvu, odpočívám celé dny dopředu, abych byla připravená, a naši návštěvníci nás vidí bavit se s nimi. Opět, nikdo nezná oběti, které nám to přináší, vidět přátele jednou za uherský rok, vysílení, se kterým žijeme, rozhodnutí, která děláme. Svět nás vidí jen, když fungujeme.

Nemůžu si vzpomenout, kdy jsem naposledy šla k zubaři nebo ke kadeřníkovi. Nakonec mi manžel ostříhal doma vlasy, protože byly neudržovatelné.

Okolo celé zeměkoule tisíce mladých lidí tráví své dny v tichém tmavém pokoji neschopni snést žádné smyslové podněty. Někteří se dokonce nedokáží najíst, zatímco jiní se pohybují pouze tak, že táhnou své tělo po podlaze svého domu jako hadrovou panenku. S vidinou let utrpení bez konce jich mnoho spáchalo sebevraždu a odborníci uvádějí nadměrné množství úmrtí na rakovinu a srdeční selhání.[1]

Dokonce i lékařská komunita je silně ignorantská k hloubce našeho utrpení, míře naší nemohoucnosti, vážnosti a multisystémové povaze onemocnění, mnohočetnosti našich příznaků a naší fyzické bolesti. Když je nám příliš zle, že nemůžeme jít k doktorovi, a když k němu přece zajdeme, vypadáme úplně normálně a všechny běžné testy jsou negativní.

Doktor mě nevidí plazit se po podlaze. Doktor neví, že se každý den nesprchuji nebo si nečistím zuby dvakrát denně jako každý. Není si vědom mých pravidelných bolestí v krku, mé špatné rovnováhy, mých obtíží se čtením, mých svalových

---

[1] The National Alliance for Myalgic Encephalomyelitis na: http://www.name-us.org (konaná 19. října 2017)

křečí nebo mé intolerance zvuku, a určitě nebyl u toho, aby mě ošetřoval, když jsem jednou byla příliš slabá, abych se najedla.

Zavádějící, zjednodušující a nevhodné pojmenování nemoci „chronicky únavový syndrom" dále přispívá k tomu posílení dojmu, že není nic doopravdy špatně. Fakticky jsme neviditelní.

Mnoho pacientů je mylně diagnostikováno psychiatrickým onemocněním jako deprese a nebo je jim řečeno, že je to všechno v jejich hlavě. Nejen že jim to nepomůže, ale ve skutečnosti jim to uškodí. Okrádá to pacienty o volbu správného zvládání nemoci a psychologický přístup „pozitivního myšlení" povzbuzuje pacienty, aby ignorovali symptomy a pokračovali v aktivitách nebo hůř, aby cvičili, což je nejškodlivější možný přístup. Poškození může být obrovské, mnoho pacientů se nikdy nezotaví. Kvůli následování zavádějících psychologických nebo psychiatrických terapií bylo mnoho pacientů uvězněno v instrukcích ovlivňujících duši!

Situace je ještě víc šokující u dětí. Dr. Nigel Speight, dětský lékař s velkou zkušenosti s ME/CFS, tvrdí, že v celé zemi jsou podněcována soudní řízení ochrany dětí jejich rodiči, kteří se snaží chránit své nemocné děti před nucenými škodlivými terapiemi. Mnoho dětí bylo odebráno ze svých domovů plných péče a umístěno v nemocnicích a institucích, kde byly systematicky zneužívány dobře míněnou snahou profesionálů nutit je cvičit. Není třeba říkat, že tyhle děti jen onemocněly ještě více a jsou vážně traumatizované!

Odpočinek a vážení aktivit je EXTRÉMNĚ důležité pro zvládání nemoci. Je to hlavní záchrana pro onemocnění, protože bohužel, i když se pacient bere vážně a dostane správnou diagnózu, neexistuje efektivní léčba, kterou můžou doktoři nabídnout. Celá desetiletí mělo toto neviditelné onemocnění malou pozornost od vědecké a výzkumné komunity a naše porozumění jejím příčinám, nemluvě o možné léčbě, je očividně nepatrné. Avšak následkem dlouhotrvajícího pátrání a snah o obhajobu mnoha lidí a nesčetných pacientských skupin, je nyní konečně malá naděje, že se situace začíná obracet.

Pro řádný výzkum ME/CFS, prosím, podpořte

1. The End ME/CFS Project:

   https://www.omf.ngo/the-end-mecfs-project/

2. Investujte do výzkumu ME:

   http://www.investinme.org/index.shtml

Nový projekt

Ve svém vyhnanství jsem začala objevovat svou kreativitu. Děti a já jsme si hráli s gumičkami (loom bends, pletení z gumiček, poznámka překl.) a korálky (Hama beads, korálky, ze kterých se dá sestavit obrázek, poznámka překl.). Dělala jsem z toho fotky a videa. Než jsem byla řádně diagnostikována, pracovní lékař mi řekl, že mám „prací způsobený stres" a doporučil mi zdravou dávku dětských her! A to mi skutečně připadalo jako příjemné „mrhání časem" dělat věci jen proto, že jsou zábavné, jako vytvořit celé stádo pestrobarevných mořských koníků!

V jednu chvíli jsem začala hrát na piano. Chtělo to mnoho a mnoho měsíců opakovaných zhroucení a nakonec zůstat uvězněna doma proto, aby se můj stav udržel stabilní, než jsem tak mohla činit. Mohla jsem hrát jen velmi krátce. Půl hodiny by bylo příliš dlouho. Vyčerpala bych všechnu svou energii, velmi bych zeslábla a musela odpočívat v posteli. Od svého posledního zhroucení jsem nebyla schopna znova hrát, ale dál trpělivě čekám na den, kdy budu opět dostatečně silná.

Časem se moje pozornost přenesla na barevné hudební sešity, které jsem dělala po celé roky pro svého synka. Rozhodla jsem se je udělat pořádně na počítači, protože jsem potřebovala pro děti víc hudby. Brzy jsem zjistila, že píšu pár velmi snadných lekcí pro zdokonalení se v hraní a myslím při tom na ostatní rodiče.

Vydání bylo spíše takové stavění vzdušných zámků, ale pokračovala jsem v tom. Nemohla jsem si pomoci, protože v srdci jsem učitelka. Učení byla jediná pracovní oblast, ve které jsem byla stále výborná, i když jsem zažívala peklo díky nevědomosti, že jsem nemocná.

Nápady stále přicházely. Psala jsem progresivní

lekce a aranžovala okolo nich hudbu, až jsem zaplnila osm knih. A stále nejsem hotová.

Učitelka ve mně se stále ozývá. Je to tak zábavný a snadný způsob pro začátečníky, jak hrát hudbu. Chci, aby všechny děti a kdokoliv z dospělých, kdo si vždycky přál, aby uměl hrát, to mohl zkusit!

Není třeba si dělat starosti s hodinami hudby. Na rozdíl od jiných hudebních knih jsou mé knihy určeny pro domácí použití rodiči spíše než učiteli hudby, ačkoliv několik učitelů hudby zájem projevilo! Je to dobrý způsob, jak začít, pro někoho, kdo si není jistý natolik, aby se zapsal do formální výuky. Dokonce i pro ty, kdo nikdy netoužili brát hodiny, tvoří velkou studnici snadné zábavy.

S nadšením ohlašuji, že byly vydány první dvě knihy ze série! Můžete je najít na Amazonu. Nazývají se "Fun Piano for Children" Book 1 a Book 2. Další knihy ze série budou následovat.

Jednoho dne se vrátím do práce. Do té doby mi přejte štěstí s mým novým podnikem!

Konec

Epilog

Drahý čtenáři, děkuji mockrát, že jsi přečetl mou knihu. Doufám, že to bylo pro tebe užitečné. Mám ještě jednu věc, kterou bych k tomu chtěla dodat. A tou je, že já jsem klasifikována jako středně závažný případ. Nechám vás představit si, co je to vážný případ. Pokud jste pacientem nebo příbuzným nebo přítelem jednoho z nich, možná už víte!

Mezinárodní konsenzuální kritéria z roku 2011 (viz odkaz níže) uvádějí následující stupně závažnosti:

Mírný – přibližně padesát procent snížení
aktivity

Středně závažný – většinou upoután k domovu

Vážný – většinou upoután na lůžko

Velmi vážný – úplně upoután na lůžko,
potřebuje pomoc se základními
činnostmi

Pokud se chcete dozvědět víc o tomto onemocnění, zde jsou některé poučné dokumenty:

- **Unrest (Nepokoj)** od Jennifer Breaové
  (víc film, než dokument, ale je velmi dobře hodnocený)

- **What about ME? (A co já/ME?)**
  od Susan Douglasové

- **Forgotten Plague (Zapomenutý mor)**
  od Ryana Priora

- **Voices from the Shadows (Hlasy ze stínů)**
  od Natalie Boultonové a Joshe Biggse

- **Perversely Dark (Zvráceně ponurý)**
  od Påla Winsentse

- **Invisible (Neviditelní)**
  od The Vermont CFIDS Association

- **I Remember Me (Pamatuji si mě/ME)**
  od Kim A. Snyderové

K urychlení kauzy pro všechny trpící ME/CFS, prosím zvažte nákup několika dalších kopií této knihy, aby mohla být postoupena doktorům, nemocnicím, lékařským univerzitám nebo politikům. Společně můžeme zvednout povědomí o vlastnostech tohoto onemocnění, učit a povzbudit řádný výzkum. Pokud znáte některou organizaci, která by chtěla sponzorovat větší rozšíření, prosím ozvěte se na RColourMusic@hotmail.com, abychom spolu navázali kontakt.

Napište prosím recenzi knihy na Amazon. To zvýší její viditelnost pro potenciální kupce, a tudíž i její dosah.

Doslov

ME nebo CFS?

Správný název mojí nemoci je myalgická encefalo-myelitida (ME). Chronický únavový syndrom (chronic fatigue syndrome - CFS) není diagnóza. Je to jen bezvýznamný soubor příznaků. Diagnostická kritéria pro CFS jsou vágní a nereprezentují žádnou jedinečnou nemoc jako takovou. Některá z nich konkrétně opomíjejí vážnější příznaky ME nebo nepožadují hlavní příznak ME, čili ponámahovou nevolnost (Post Exertional Malaise - PEM) – což je zhoršení všech příznaků po přehnané námaze. Ve skutečnosti mohou být případy ME vyloučeny z diagnózy CFS a nedostatek jedinečnosti zna-mená, že pacienti s únavou z mnoha jiných onemocnění mohou být diagnostikováni CFS.

Tudíž ačkoliv mnoho CFS pacientů má ve skuteč-nosti ME, když je jim stanovena diagnóza CFS, říká se jim tím "Splňujete tato kritéria, takže řekněme, že máte CFS, ale ve skutečnosti jsme Vám nediagnostikovali, co Vám opravdu chybí". Chronický únavový syndrom je tudíž nediagnóza.

V mnohých částech světa se ME nerozlišuje a užívá se jen termín CFS. Tyto dva názvy jsou také běžně spřažené dohromady v rozličných permutacích. Plyne z toho dojem, že poté, co byl vynalezen nediagnostický chronický únavový syndrom (CFS), ME bylo začleněno do této směsky jako únavové onemocnění, tak aby už víc nebylo nutné s ním nakládat jako s vážným fyzickým onemocněním, ale jen jako s psychologickým nebo psychosomatickým. Toto splynutí pojmů se tak široce ujalo, že v praxi je často obtížné opustit termín CFS, aniž by se tím pacienti vyřadili z poskytování řádné péče.

Nesprávné použití termínu CFS jako synonyma pro ME a nezodpovědná propagace psychologických terapií pro „CFS/ME" v oficiálnich doporučených postupech způsobily nedostatek pochopení u kliniků a přesvědčily lidi, že ME je psychologické onemocnění. Výzkumy využívající diagnostická kritéria pro CFS produkují bezvýznamné výsledky, které se naneštěstí stále stávají základem pro vnucování psychologických terapií pacientům s ME. Přitom kognitivně behaviorální terapie (Cognitive Behavioural Therapy - CBT) cílená na změnu „mylných smyšlenek o nemoci" a terapie postupným cvičením (Graded Exercise Therapy - GET), jsou na ME neúčinné.[1,2] GET je ve skutečnosti do jisté míry nebezpečná.[2,3,4]

Myalgická encefalomyelitida není psychologické nebo mentální onemocnění, neuróza nebo problém v chování. Je to organické onemocnění s identifikovatelnou a měřitelnou patologií. Ve skutečnosti je to vážné multisystémové neuroimunitní onemocnění.[4,5,6,7,9]

Jedny z nejnovějších diagnostických kritérií pro ME jsou Mezinárodní konsenzuální kritéria z roku 2011, která můžete najít zde:

http://onlinelibrary.wiley.com/doi/10.1111/j.1365-2796.2011.02428.x/full [5]

Následující webové stránky také poskytují velmi užitečné informace:

- http://iacfsme.org/portals/0/pdf/Primer_Post _2014_conference.pdf [6]
- http://www.name-us.org [7]
- http://www.hfme.org [4]

Jedny z nejvlivnějších diagnostických kritérií pro chronický únavový syndrom, Oxfordská kritéria, můžete najít zde:

https://www.ncbi.nlm.nih.gov/pmc/articles/PMC12 93107/pdf/jrsocmed00127-0072.pdf [8]

Je jasné, že výsledky jakéhokoliv výzkumu založeného na této vágní definici by neměly být aplikovány na pacienty s ME. Existují lepší, novější pracovní definice jako Kanadský konsensuální dokument z roku 2003, předchůdce Mezinárodních konsenzuálních kritérií z roku 2011. Jeho stručné shrnutí můžete najít zde:

http://sacfs.asn.au/download/consensus_overview_me_cfs.pdf [9]

Je zoufale třeba robustního výzkumu a nalezení účinné léčby pro populaci pacientů, která byla zanechána v utrpení, ignorována a zanedbávána již příliš dlouho.

Pro lepší pochopení této složité záležitosti je zde oči otevírající kus investigativního žurnalismu:

https://undark.org/article/chronic-fatigue-graded-exercise-pace/ [3]

Škodlivé psychologické „léčby"

Je neuvěřitelné, že i v dnešní době se vyvíjejí a propagují pro CFS/ME psychologické „léčby", které říkají pacientům, aby si „odmysleli" své příznaky, znepokojující je podporování osob, aby se přemáhaly za své limity, a obviňování samotných pacientů za to, že se dostatečně nesnaží, když je jim hůř nebo jim není lépe! Apeluji na všechny své čtenáře, aby byli extrémně opatrní při každé léčbě, která používá přístup „mysl nad tělo" a říká vám, abyste nenaslouchali svému tělu. I když jsou citována data z klinické studie, žádám vás, abyste sami pro sebe prozkoumali důkazy a přečetli více o navrhovaných léčbách dříve, než se rozhodnete. Zeptejte se samı sebe na následující otázky u každé klinické studie:

1. Nabrali správné pacienty? Nebo jsou vstupní kritéria tak vágní, že mohli přibrat pacienty, kteří mají ve skutečnosti depresi nebo úzkost spíše než ME/CFS? Pamatujte, že „šestiměsíční

únavu", která se používá ve slabších diag-
nostických kritériích, může způsobit mnoho
nemocí.

2. Odkud přišli pacienti do studie. Byli ovlivnitelné
   publikum, se kterým se dá snadno manipulovat,
   například pacienti, kteří navštěvují kliniku
   hlavního výzkumníka, který doufá, že bude
   finančně těžit z konkrétního typu léčby? Je zde
   předsudek ve výběru? Například pokud pouze
   menšina oslovených pacientů souhlasila s účastí
   ve studii, co odděluje tyto pacienty od těch,
   kteří odmítli? Rozdíl může být v tom, že někteří
   jsou pacienti s ME (ačkoliv jsou možná označení
   jako nemocní CFS, CFS/ME nebo jinou kombi-
   nací názvů nemoci), kteří ze zkušenosti vědí, že
   navrhovaná léčba by byla škodlivá, zatímco
   ostatní jsou ve skutečnosti „unavení" pacienti,
   kteří mohou mít velký psychologický kompo-
   nent nebo jiné faktory.

3. Co je cílový stav, který se studuje? Například to

může být návrat do práce, zlepšení funkcionality nebo psychologické efekty. Je to objektivní, měřitelný výstup nebo subjektivní vlastní hodnocení respondenta? Ten druhý je úplně bezcenný, pokud je studován psychiatrický přístup nebo metoda vymývání mozků, kde jsou pacienti programováni, aby hlásili pozitivní výsledky.

4. Měřila studie původně zamýšlený výstup, nebo byl tento konečný stav snížen během procesu, aby produkoval žádané výsledky studie?

5. Pokud studie ohlásí pozitivní výsledky, je to skutečně pozitivní výsledek pro ME/CFS, nebo to pro něj nelze aplikovat, protože byla uplatněna bezcenná vstupní kritéria (viz bod 1) a předsudky výběru (viz bod 2)? Je zvolený cílový stav smysluplný (viz bod 3)? Je výsledek založen na původně zvoleném výchozím stavu (viz bod 4), nebo až na jeho změněné verzi, která byla vytvořena s cílem produkovat pozi-

tivní výsledky?

6. A konečně, existuje možný střet zájmů jako komerční léčba, která stojí velkou sumu peněz? Bohužel ne všechny konflikty zájmu jsou transparentně deklarovány v publikovaných studiích tak, jak by být měly, nebo před zahájením studie řádně vysvětleny účastníkům.

Jeden příklad velmi špatně vedené klinické studie, která se mi zdá být postavena tak, aby produkovala požadovaný výsledek, je zde kritizován ME Association:

http://www.meassociation.org.uk/2017/10/mea-review-the-smile-trial-a-lesson-in-how-not-to-conduct-clinical-trials-in-people-with-mecfs-12-october-2017/

Užitečný psychologický přístup [10]

Nedá se říct, že zabývat se psychologickými zále-
žitostmi nemá své místo při zvládání ME/CFS. S tak
závažnými obtížemi a s malou medicínskou pomocí
k dispozici, toho mají pacienti hodně, s čím se musí
potýkat. Navíc pacienti čelí nedůvěře a odmítnutí a
jsou zavaleni pocity viny, že nemohou v rodině
správně fungovat, obzvláště ti, co mají děti.

Psychologický stres a negativní pocity jako hněv,
frustrace a vina podkopávají energii. S nulovou
energií zbývající na uzdravování se nemůže pacien-
tovo tělo začít zotavovat. Tudíž práce s přijetím
situace a vyrovnáním se s očekáváním by byla
žádoucí.

Pacienti se také potřebují naučit, jak zůstat ve svých
limitech – technika nazvaná „pacing" (vážení kroků).
Pracovat s vyrovnáním se s dalšími skutečnostmi,
které pacienti mohou mít ve svých životech, nebo

změnami v rolích a vztazích tak, aby se osvobodili ze všech okovů, které je svazují a drží zpátky, by také bylo užitečné.

Vzdělávání a boj za uznání:

Když jsem poprvé přiložila pero k papíru, představovala jsem si, že dám tak k dispozici knihu, která ukáže doktorům, jaké to ve skutečnosti je být nemocný ME/CFS. Chtěla jsem, aby si doktoři uvědomili, že je to skutečné onemocnění, není vůbec triviální a není psychického původu. Chtěla jsem, aby pacienti věděli, že jejich utrpení je skutečné a že si to jen nenamlouvají. A chtěla jsem dát pacientům způsob, jak vysvětlit ostatním, co je s nimi v nepořádku, a aby jim věřili jejich rodiny a přátelé, aby jim rozuměli.

Za tímto účelem jsem usilovala pouze o zpřístupnění knihy na Amazonu. Jako úplný nováček do světa psaní a vydávání a s omezenou energií se mi to zdálo jako uspokojivý cíl. Jak jsem se mýlila!

V průběhu psaní knihy během komunikace s ostatními trpícími, čtení o této záležitosti a spojení s advokáty a odborníky jsem se dozvěděla TAK mnoho. Jakmile byla kniha vydána, uvědomila jsem si, že to nebyl konec, ale teprve začátek. Byl to počátek životního poslání na poli vzdělávání a boje za uznání. Jako tisíce jiných pacientů přede mnou, mnoha daleko nemocnějších než jsem já, je mým osudem přidat se k boji lidí za správné rozpoznání a léčbu pro ty, kteří za sebe nemohou bojovat.

V současné době provozuji velkou facebookovou skupinu kde učím, bojuji za uznání a podporuji. Zvu vás všechny, abyste se ke mně připojili. Skupina se jmenuje Dr Hng's ME/CFS Friends a nachází se na:

https://www.facebook.com/groups/1134275726782 79/

Hodně se toho děje v online světě. Zde je role vhodná pro každého jedince, bez ohledu na to, jak moc nebo málo energie si může dovolit spotřebovat. Kromě sdílení znalostí a výzkumů a podpory jeden druhého během těžkých období zvedáme povědomí o škodlivých léčebných postupech, pořádáme kampaně za změnu přístupu a pracujeme na tom, abychom dostali tuto knížku do oběhu. Porozhlédněte se po hudebních benefičních koncertech nebo albu ve jménu Dr Hng's Education and Research Fund (Nadace Dr. Hng pro vzdělávání a výzkum)!

Abychom dosáhli k tolika lidem, jak jen je možné, kniha se právě překládá do dalších jazyků.

Za scénou pracuji s dalšími na tom, abych prozkoumala možnosti lékařského vzdělávání. Pro doktory a studenty medicíny provozuji další facebookovou skupinu, která je zamýšlena jako bezpečné místo, kde se můžete něco dozvědět a klást otázky. Budou zde výukové materiály a přátelští členové a odborníci, se kterými je možno hovořit. Spojte se se mnou, pokud byste se chtěli připojit do této skupiny.

Také upravuji informační materiály do podoby

zpravodaje pro ty, kteří se raději nechávají infor-
movat v e-mailové formě.   Kontaktujte mě na
RColourMusic@hotmail.com   pro   dotazy
k tomuto tématu nebo i jiné.

Jsme nemocní, ale je nás hodně.   Společně ze
svých lůžek přineseme změnu a zlepšíme situaci.
Připojte se k nám!

Reference:

1. Vincent Racaniello, (2016) "No 'Recovery' in PACE Trial, New Analysis Finds" (Žádné „uzdravení" ve studii PACE podle zjištění nových analýz), ve *Virology Blog (blog o virologii)*, 21. září 2016.
    Dostupné na: http://www.virology.ws/2016/09/21/no-recovery-in-pace-trial-new-analysis-finds/
    (Uvedeno: 28. září 2017).

2. Geraghty, Hann and Kurtev, (2017) "Myalgic encephalomyelitis / chronic fatigue syndrome patients' reports of symptom changes following cognitive behavioural therapy, graded exercise therapy and pacing treatments: Analysis of a primary survey compared with secondary surveys" (Pacienti s myalgickou encefalomyeliti-dou / chronickým únavovým syndromem hlásí

změny příznaků po kognitivně behaviorální terapii, terapii postupným cvičením a léčbě metodou vážených kroků / pacing), ve *Journal of Health Psychology (Časopis o zdravotnické psychologii)*, 29. srpen 2017.

Dostupné na: tp://journals.sagepub.com/eprint/hWSxVIBTzDtqisvafkhE/full

(Uvedeno: 25. prosinec 2017).

3. David Tuller, (2016) "Worse Than the Disease" (Horší než nemoc), ve *Undark: Truth, Beauty, Science (Osvětleno: pravda, krása, věda)*. 27. říjen 2016.

Dostupné na: https://undark.org/article/chronic-fatigue-graded-exercise-pace/

(Uvedeno: 28. září 2017).

4. Hummingbirdsova nadace pro ME

http://www.hfme.org

5. Carruthers et al., (2017) "Myalgic encephalomyelitis: International Consensus Criteria" (Myalgická encefalomyelitida: Mezinárodní konsenzuální kritéria), ve *Journal of Internal Medicine (Časopis vnitřní medicíny), svazek 270, vydání 4, strana 327 – 338.* Srpen 2011.
   Dostupné na: http://onlinelibrary.wiley.com/doi/10.1111/j.1365-2796.2011.02428.x/full
   (Uvedeno: 31. prosinec 2017)

6. Mezinárodní asociace pro chronický únavový syndrom / myalgickou encefalomyelitidu (IACFS/ME), Základy pro klinické odborníky, vydání 2014.
   Dostupné na: http://iacfsme.org/portals/0/pdf/Primer_Post_2014_conference.pdf
   (Uvedeno: 5. ledna 2018)

7. Národní aliance pro myalgickou encefalitidu
   http://www.name-us.org

8. Sharpe et al., (1991) "A report - chronic fatigue syndrome: guidelines for research" (Zpráva – chronický únavový syndrom: doporučené postupy pro výzkum), v *Journal of the Royal Society of Medicine (Časopis Královské lékařské společnosti), svazek 84, strana. 118-121.* únor 1991.

    Dostupné na: https://www.ncbi.nlm.nih.gov/pmc/articles/PMC1293107/pdf/jrsocmed00127-0072.pdf

    (Uvedeno: 26. ledna 2018)

9. Bruce M. Carruthers and Marjorie I. van de Sande, (2005) 'An Overview of the Canadian Consensus Document "Myalgic Encephalomye-litis/Chronic Fatigue Syndrome: A Clinical Case Definition and Guidelines for Medical Practitio-ners" '(Shrnutí Kanadského konsenzuálního dokumentu „Myalgická encefalomyelitida/ chronický únavový syndrom: Klinická definice případů a pokyny pro lékařské praktiky"), online

brožura.

Dostupné na: http://sacfs.asn.au/download/ consensus_overview_me_cfs.pdf

(Uvedeno: 31. ledna 2018)

10. Vlastní názor a zdravý rozum.

Poděkování

Jsem vděčná svému vydavateli Milton Trachtenburg, mistru psychoterapie a moudrému starému příteli. Děkuji Helen Pryke za korekturu a nesčetným jednotlivcům, kteří mě zásobili zdroji a nebo mi pomohli s designem přebalu knihy.

Zvláštní poděkování patří Lence Goldšmídové za přeložení této knihy do češtiny a dalším, kteří přímo ovlivnili obsah této knihy, přestože většina z vás o tom nebude vědět.

Jak pokračují práce spojené s vydáním knihy, musím nyní také rozšířit své poděkování na internetovou síť lidí, kteří pomáhají a podporují mou práci. Váš příspěvek je neocenitelný. Společně dosáhneme změny.

Nakonec vyjadřuji všechnu svou lásku mé úžasné rodině, kvůli které je to všechno tak užitečné a která to všechno umožnila.

O autorce

Dr. Hng je praktikantka gastroenterologie ve Spojeném království. Její pověření zahrnuje její základní lékařský diplom MBChB, členství v Royal College of Physicians (MRCP), postgraduální certifikát ve Work Based Medical Education (PGCert ve WBME), a členství ve společnosti Higher Education Authority (FHEA).

Dr. Hng vyniká jako učitelka. Byla dříve lektorkou a později čestnou přednášející na Manchester Medical School, jedné z největších v zemi. Je jmenovaný autor svého online modulu Year 3 Liver, Biliary and Pancreatic Diseases. Dr. Hng se nyní pokouší o největší učitelskou výzvu svého života – vzdělávání lékařských odborníků ohledně ME/CFS.

Hudebně je Dr. Hng vyučena na úrovni ABRSM Grade 7 na klavír. Pokud byste chtěli prozkoumat její hudební knihy, prosím navštivte:

https://www.facebook.com/RColourMusic/